Dedication

I dedicate this book to nurses from all specialties and backgrounds. Thank you for your service, dedication and commitment in taking care of patients. May God bless you and keep you safe.

Maria Flores

let go and let God

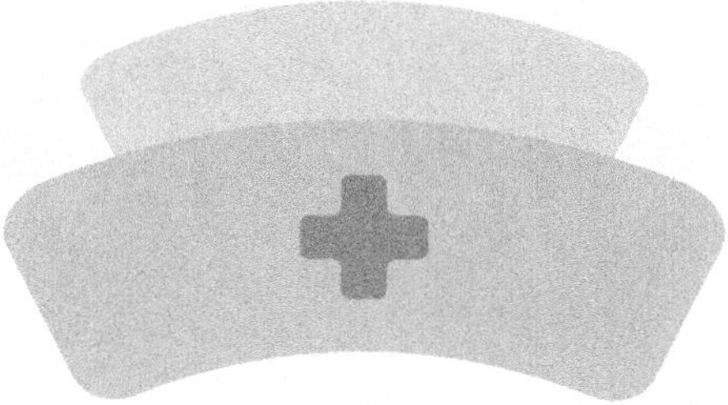

This book belongs to:

Faith

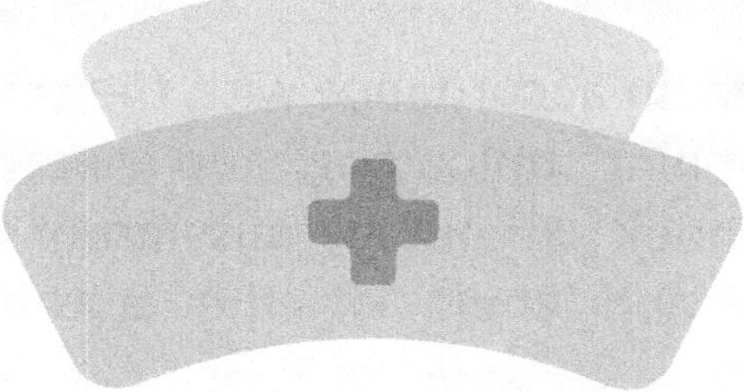

TOUCH THE HEART

Nurse Report

Maria A. Flores

I can do all things through Christ who strengthens me. (Phil 4:13)

Touch the Heart, Reach the Soul LLC
Author, Illustrator, Book Cover Designer: Maria A Flores

NURSE REPORT

Date:

NAME:
VS:
DX:
MEDS:

PLAN:

NAME:
VS:
DX:
MEDS:

PLAN:

NAME:
VS:
DX:
MEDS:

PLAN:

NAME:
VS:
DX:
MEDS:

PLAN:

NAME:
VS:
DX:
MEDS:

PLAN:

NAME:
VS:
DX:
MEDS:

PLAN:

NAME:
VS:
DX:
MEDS:

PLAN:

HIGH PRIORITY

NURSE REPORT

Date:

NAME:
VS:
DX:
MEDS:

PLAN:

NAME:
VS:
DX:
MEDS:

PLAN:

NAME:
VS:
DX:
MEDS:

PLAN:

NAME:
VS:
DX:
MEDS:

PLAN:

NAME:
VS:
DX:
MEDS:

PLAN:

NAME:
VS:
DX:
MEDS:

PLAN:

NAME:
VS:
DX:
MEDS:

PLAN:

HIGH PRIORITY

NURSE REPORT

Date:

NAME:
VS:
DX:
MEDS:

PLAN:

NAME:
VS:
DX:
MEDS:

PLAN:

NAME:
VS:
DX:
MEDS:

PLAN:

NAME:
VS:
DX:
MEDS:

PLAN:

NAME:
VS:
DX:
MEDS:

PLAN:

NAME:
VS:
DX:
MEDS:

PLAN:

NAME:
VS:
DX:
MEDS:

PLAN:

HIGH PRIORITY

NURSE REPORT

Date:

NAME:
VS:
DX:
MEDS:

PLAN.

NAME:
VS:
DX:
MEDS:

PLAN.

NAME:
VS:
DX:
MEDS:

PLAN.

NAME:
VS:
DX:
MEDS:

PLAN:

NAME:
VS:
DX:
MEDS:

PLAN:

NAME:
VS:
DX:
MEDS:

PLAN:

NAME:
VS:
DX:
MEDS:

PLAN:

HIGH PRIORITY

NURSE REPORT

Date:

NAME:
VS:
DX:
MEDS:

PLAN:

NAME:
VS:
DX:
MEDS:

PLAN:

NAME:
VS:
DX:
MEDS:

PLAN:

NAME:
VS:
DX:
MEDS:

PLAN:

NAME:
VS:
DX:
MEDS:

PLAN:

NAME:
VS:
DX:
MEDS:

PLAN:

NAME:
VS:
DX:
MEDS:

PLAN:

HIGH PRIORITY

NURSE REPORT

Date:

NAME:
VS:
DX:
MEDS:

PLAN:

NAME:
VS:
DX:
MEDS:

PLAN:

NAME:
VS:
DX:
MEDS:

PLAN:

NAME:
VS:
DX:
MEDS:

PLAN:

NAME:
VS:
DX:
MEDS:

PLAN:

NAME:
VS:
DX:
MEDS:

PLAN:

NAME:
VS:
DX:
MEDS:

PLAN:

HIGH PRIORITY

LAB VALUES

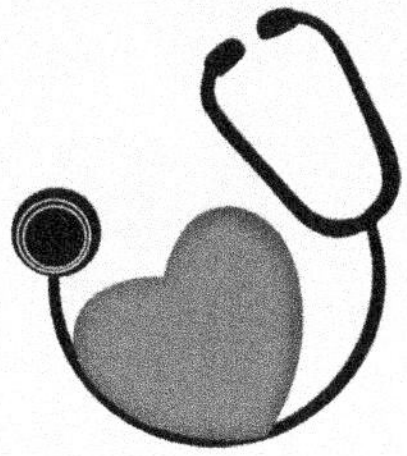

LAB VALUES

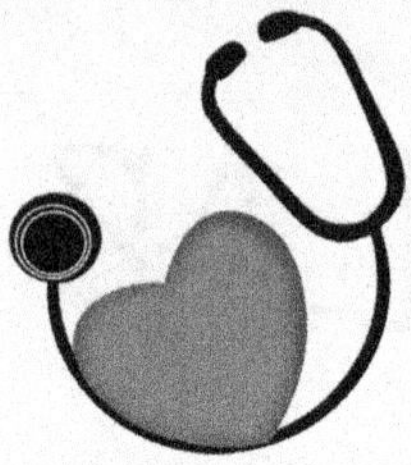

LAB VALUES

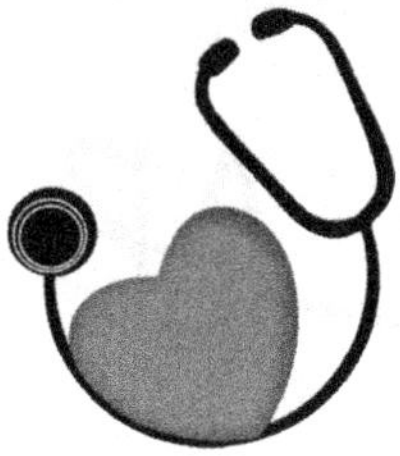

LAB VALUES

LAB VALUES

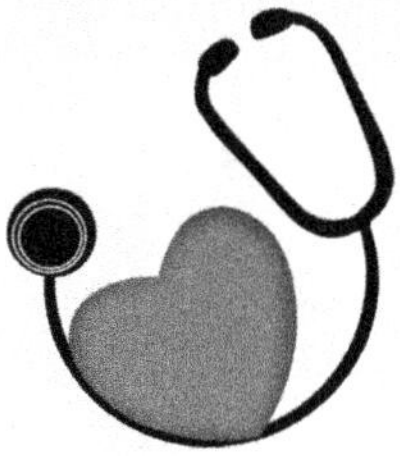

LAB VALUES

NURSE
MEETING NOTES

DATE : ______________________ SUBJECT : ______________________

PLACE : ____

DISCUSSION :

NOTES :

PROJECTS

DUE

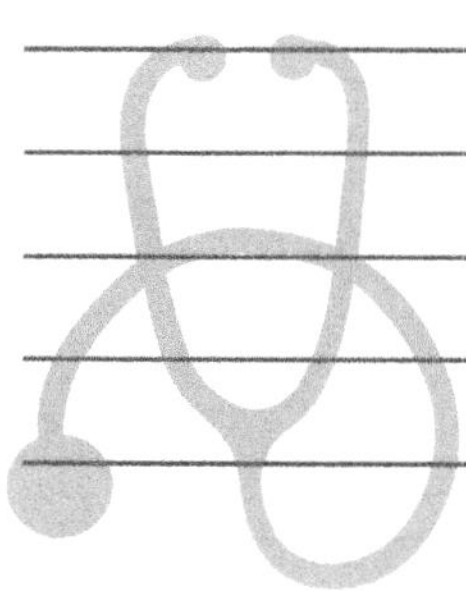

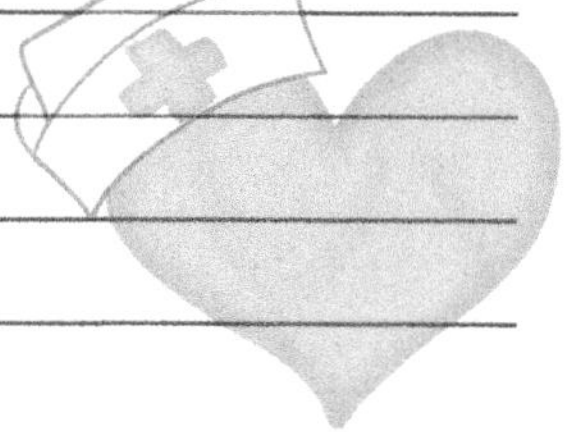

NURSE
MEETING NOTES

DATE : ______________________ SUBJECT : ______________________

PLACE : ____

DISCUSSION :

NOTES :

PROJECTS

DUE

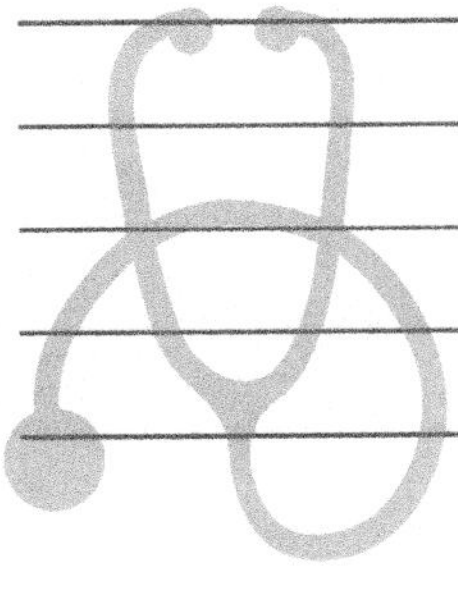

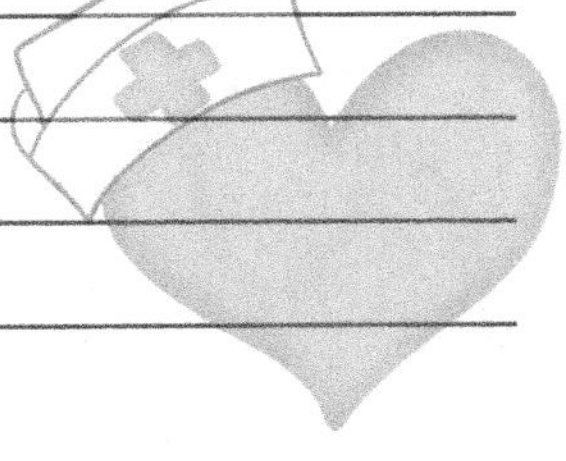

NURSE

MEETING NOTES

DATE : ______________________ SUBJECT : ______________________

PLACE : ____

DISCUSSION :

NOTES :

PROJECTS

DUE

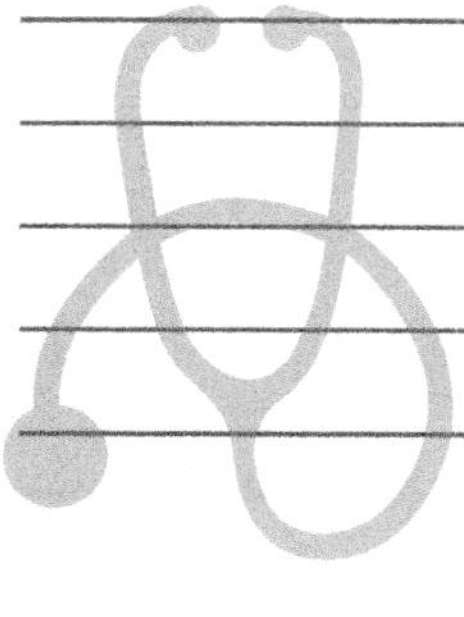

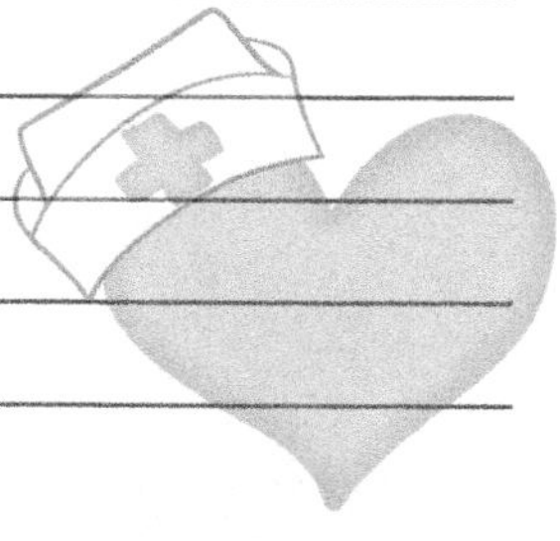

NURSE
MEETING NOTES

DATE : ______________________ SUBJECT : ______________________

PLACE : ____

DISCUSSION :

NOTES :

PROJECTS

DUE

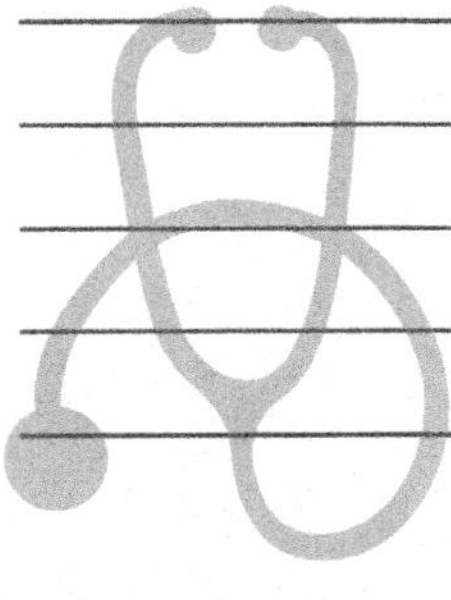

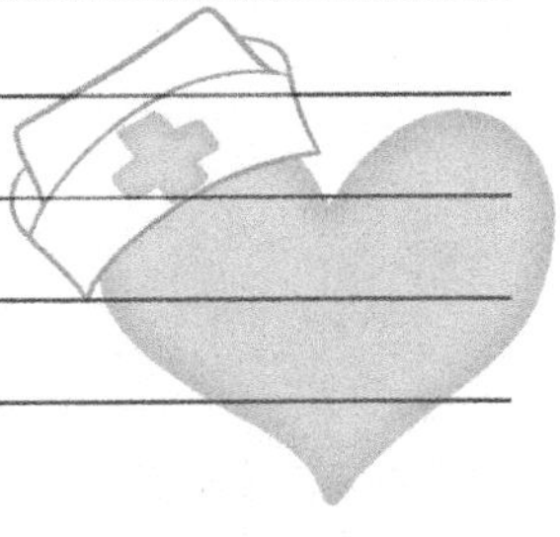

NURSE
MEETING NOTES

DATE : ______________________ SUBJECT : ______________________

PLACE : ____

DISCUSSION :

NOTES :

PROJECTS

DUE

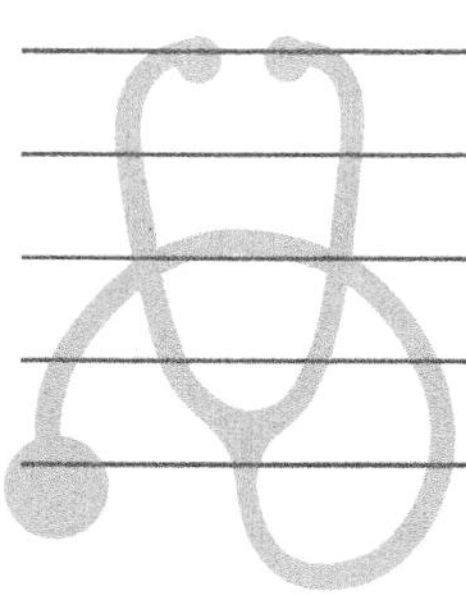

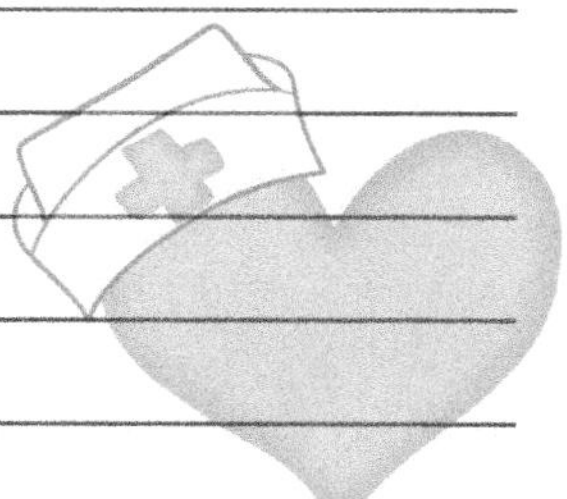

NURSE
MEETING NOTES

DATE : ____________________ SUBJECT : ____________________

PLACE : ____

DISCUSSION :

NOTES :

PROJECTS

DUE

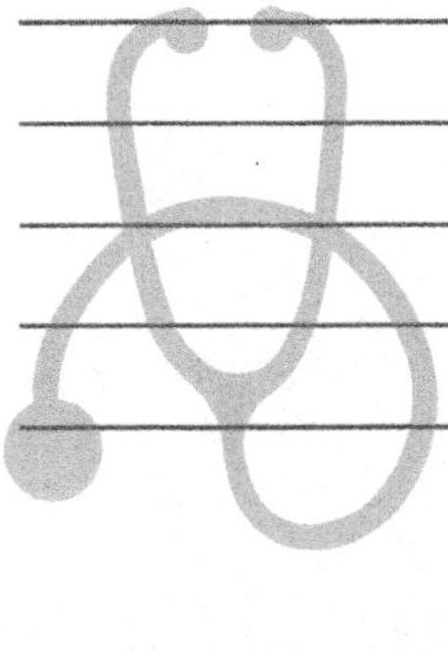

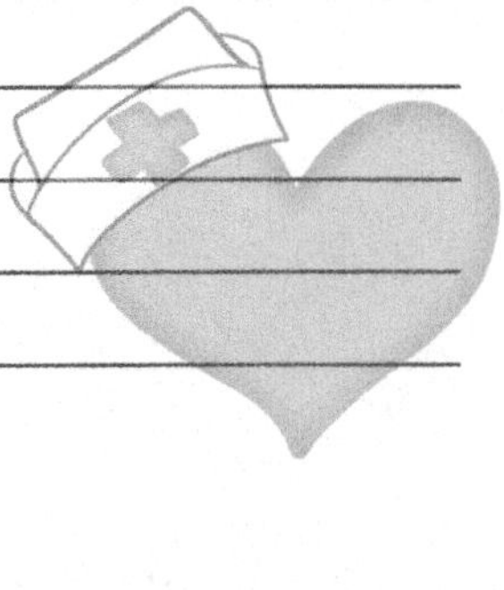

NOTES

date ___ / ___

NOTES

date ____ / ____

NOTES

date ___ / ___

NOTES

date ____ / ____

NOTES

date ___ / ___

NOTES

date ___ / ___

NOTES

date ____ / ____

NOTES date ___/___

NOTES

date ____ / ____

Made in the USA
Monee, IL
04 November 2026

67378731R00069

LAB VALUES

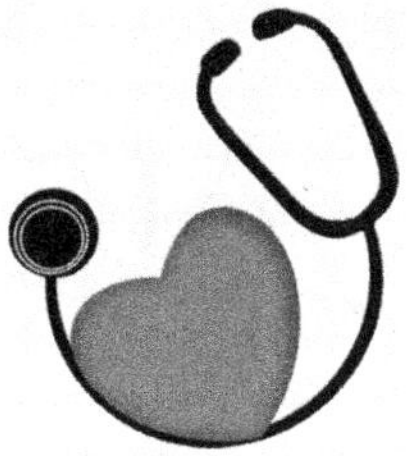

LAB VALUES

To Do List

DATE:

To Do List

DATE:

To Do List

DATE:

To Do List

DATE:

To Do List

DATE:

To Do List

DATE:

To Do List

DATE:

To Do List

DATE:

To Do List

DATE:

To Do List

DATE:

NURSE REPORT

Date:

NAME:
VS:
DX:
MEDS:

PLAN:

NAME:
VS:
DX:
MEDS:

PLAN:

NAME:
VS:
DX:
MEDS:

PLAN:

NAME:
VS:
DX:
MEDS:

PLAN:

NAME:
VS:
DX:
MEDS:

PLAN:

NAME:
VS:
DX:
MEDS:

PLAN:

NAME:
VS:
DX:
MEDS:

PLAN:

HIGH PRIORITY

NURSE REPORT

Date:

NAME:
VS:
DX:
MEDS:

PLAN:

NAME:
VS:
DX:
MEDS:

PLAN:

NAME:
VS:
DX:
MEDS:

PLAN:

NAME:
VS:
DX:
MEDS:

PLAN:

NAME:
VS:
DX:
MEDS:

PLAN:

NAME:
VS:
DX:
MEDS:

PLAN:

NAME:
VS:
DX:
MEDS:

PLAN:

HIGH PRIORITY

NURSE REPORT

Date:

NAME:
VS:
DX:
MEDS:

PLAN:

NAME:
VS:
DX:
MEDS:

PLAN:

NAME:
VS:
DX:
MEDS:

PLAN:

NAME:
VS:
DX:
MEDS:

PLAN:

NAME:
VS:
DX:
MEDS:

PLAN:

NAME:
VS:
DX:
MEDS:

PLAN:

NAME:
VS:
DX:
MEDS:

PLAN:

HIGH PRIORITY

NURSE REPORT

Date:

NAME:
VS:
DX:
MEDS:

PLAN:

NAME:
VS:
DX:
MEDS:

PLAN:

NAME:
VS:
DX:
MEDS:

PLAN:

NAME:
VS:
DX:
MEDS:

PLAN:

NAME:
VS:
DX:
MEDS:

PLAN:

NAME:
VS:
DX:
MEDS:

PLAN:

NAME:
VS:
DX:
MEDS:

PLAN:

HIGH PRIORITY

NURSE REPORT

Date:

NAME:
VS:
DX:
MEDS:

PLAN:

NAME:
VS:
DX:
MEDS:

PLAN:

NAME:
VS:
DX:
MEDS:

PLAN:

NAME:
VS:
DX:
MEDS:

PLAN:

NAME:
VS:
DX:
MEDS:

PLAN:

NAME:
VS:
DX:
MEDS:

PLAN:

NAME:
VS:
DX:
MEDS:

PLAN:

HIGH PRIORITY

NURSE REPORT

Date:

NAME:
VS:
DX:
MEDS:

PLAN:

NAME:
VS:
DX:
MEDS:

PLAN:

NAME:
VS:
DX:
MEDS:

PLAN:

NAME:
VS:
DX:
MEDS:

PLAN:

NAME:
VS:
DX:
MEDS:

PLAN:

NAME:
VS:
DX:
MEDS:

PLAN:

NAME:
VS:
DX:
MEDS:

PLAN:

HIGH PRIORITY

NURSE REPORT

Date:

NAME:
VS:
DX:
MEDS:

PLAN:

NAME:
VS:
DX:
MEDS:

PLAN:

NAME:
VS:
DX:
MEDS:

PLAN:

NAME:
VS:
DX:
MEDS:

PLAN:

NAME:
VS:
DX:
MEDS:

PLAN:

NAME:
VS:
DX:
MEDS:

PLAN:

NAME:
VS:
DX:
MEDS:

PLAN:

HIGH PRIORITY

NURSE REPORT

Date:

NAME:
VS:
DX:
MEDS:

PLAN:

NAME:
VS:
DX:
MEDS:

PLAN:

NAME:
VS:
DX:
MEDS:

PLAN:

NAME:
VS:
DX:
MEDS:

PLAN:

NAME:
VS:
DX:
MEDS:

PLAN:

NAME:
VS:
DX:
MEDS:

PLAN:

NAME:
VS:
DX:
MEDS:

PLAN:

HIGH PRIORITY

NURSE REPORT

Date:

NAME:
VS:
DX:
MEDS:

PLAN:

NAME:
VS:
DX:
MEDS:

PLAN:

NAME:
VS:
DX:
MEDS:

PLAN:

NAME:
VS:
DX:
MEDS:

PLAN:

NAME:
VS:
DX:
MEDS:

PLAN:

NAME:
VS:
DX:
MEDS:

PLAN:

NAME:
VS:
DX:
MEDS:

PLAN:

HIGH PRIORITY

NURSE REPORT

Date:

NAME:
VS:
DX:
MEDS:

PLAN:

NAME:
VS:
DX:
MEDS:

PLAN:

NAME:
VS:
DX:
MEDS:

PLAN:

NAME:
VS:
DX:
MEDS:

PLAN:

NAME:
VS:
DX:
MEDS:

PLAN:

NAME:
VS:
DX:
MEDS:

PLAN:

NAME:
VS:
DX:
MEDS:

PLAN:

HIGH PRIORITY

NURSE REPORT

Date:

NAME:
VS:
DX:
MEDS:

PLAN:

NAME:
VS:
DX:
MEDS:

PLAN:

NAME:
VS:
DX:
MEDS:

PLAN:

NAME:
VS:
DX:
MEDS:

PLAN:

NAME:
VS:
DX:
MEDS:

PLAN:

NAME:
VS:
DX:
MEDS:

PLAN:

NAME:
VS:
DX:
MEDS:

PLAN:

HIGH PRIORITY

NURSE REPORT

Date:

NAME:
VS:
DX:
MEDS:

PLAN:

NAME:
VS:
DX:
MEDS:

PLAN:

NAME:
VS:
DX:
MEDS:

PLAN:

NAME:
VS:
DX:
MEDS:

PLAN:

NAME:
VS:
DX:
MEDS:

PLAN:

NAME:
VS:
DX:
MEDS:

PLAN:

NAME:
VS:
DX:
MEDS:

PLAN:

HIGH PRIORITY

NURSE REPORT

Date:

NAME:
VS:
DX:
MEDS:

PLAN:

NAME:
VS:
DX:
MEDS:

PLAN:

NAME:
VS:
DX:
MEDS:

PLAN:

NAME:
VS:
DX:
MEDS:

PLAN:

NAME:
VS:
DX:
MEDS:

PLAN:

NAME:
VS:
DX:
MEDS:

PLAN:

NAME:
VS:
DX:
MEDS:

PLAN:

HIGH PRIORITY

NURSE REPORT

Date:

NAME:

VS:

DX:

MEDS:

PLAN:

NAME:

VS:

DX:

MEDS:

PLAN:

NAME:

VS:

DX:

MEDS:

PLAN:

NAME:

VS:

DX:

MEDS:

PLAN:

NAME:

VS:

DX:

MEDS:

PLAN:

NAME:

VS:

DX:

MEDS:

PLAN:

NAME:

VS:

DX:

MEDS:

PLAN:

HIGH PRIORITY

NURSE REPORT

Date:

NAME:
VS:
DX:
MEDS:

PLAN:

NAME:
VS:
DX:
MEDS:

PLAN:

NAME:
VS:
DX:
MEDS:

PLAN:

NAME:
VS:
DX:
MEDS:

PLAN:

NAME:
VS:
DX:
MEDS:

PLAN:

NAME:
VS:
DX:
MEDS:

PLAN:

NAME:
VS:
DX:
MEDS:

PLAN:

HIGH PRIORITY

NURSE REPORT

Date:

NAME:
VS:
DX:
MEDS:

PLAN:

NAME:
VS:
DX:
MEDS:

PLAN:

NAME:
VS:
DX:
MEDS:

PLAN:

NAME:
VS:
DX:
MEDS:

PLAN:

NAME:
VS:
DX:
MEDS:

PLAN:

NAME:
VS:
DX:
MEDS:

PLAN:

NAME:
VS:
DX:
MEDS:

PLAN:

HIGH PRIORITY

NURSE REPORT

Date:

NAME:
VS:
DX:
MEDS:

PLAN:

NAME:
VS:
DX:
MEDS:

PLAN:

NAME:
VS:
DX:
MEDS:

PLAN:

NAME:
VS:
DX:
MEDS:

PLAN:

NAME:
VS:
DX:
MEDS:

PLAN:

NAME:
VS:
DX:
MEDS:

PLAN:

NAME:
VS:
DX:
MEDS:

PLAN:

HIGH PRIORITY

NURSE REPORT

Date:

NAME:
VS:
DX:
MEDS:

PLAN:

NAME:
VS:
DX:
MEDS:

PLAN:

NAME:
VS:
DX:
MEDS:

PLAN:

NAME:
VS:
DX:
MEDS:

PLAN:

NAME:
VS:
DX:
MEDS:

PLAN:

NAME:
VS:
DX:
MEDS:

PLAN:

NAME:
VS:
DX:
MEDS:

PLAN:

HIGH PRIORITY

NURSE REPORT

Date:

NAME:
VS:
DX:
MEDS:

PLAN:

NAME:
VS:
DX:
MEDS:

PLAN:

NAME:
VS:
DX:
MEDS:

PLAN:

NAME:
VS:
DX:
MEDS:

PLAN:

NAME:
VS:
DX:
MEDS:

PLAN:

NAME:
VS:
DX:
MEDS:

PLAN:

NAME:
VS:
DX:
MEDS:

PLAN:

HIGH PRIORITY

NURSE REPORT

Date:

NAME:
VS:
DX:
MEDS:

PLAN:

NAME:
VS:
DX:
MEDS:

PLAN:

NAME:
VS:
DX:
MEDS:

PLAN:

NAME:
VS:
DX:
MEDS:

PLAN:

NAME:
VS:
DX:
MEDS:

PLAN:

NAME:
VS:
DX:
MEDS:

PLAN:

NAME:
VS:
DX:
MEDS:

PLAN:

HIGH PRIORITY

NURSE REPORT

Date:

NAME:
VS:
DX:
MEDS:

PLAN:

NAME:
VS:
DX:
MEDS:

PLAN:

NAME:
VS:
DX:
MEDS:

PLAN:

NAME:
VS:
DX:
MEDS:

PLAN:

NAME:
VS:
DX:
MEDS:

PLAN:

NAME:
VS:
DX:
MEDS:

PLAN:

NAME:
VS:
DX:
MEDS:

PLAN:

HIGH PRIORITY

NURSE REPORT

Date:

NAME:

VS:

DX:

MEDS:

PLAN:

NAME:

VS:

DX:

MEDS:

PLAN:

NAME:

VS:

DX:

MEDS:

PLAN:

NAME:

VS:

DX:

MEDS:

PLAN:

NAME:

VS:

DX:

MEDS:

PLAN:

NAME:

VS:

DX:

MEDS:

PLAN:

NAME:

VS:

DX:

MEDS:

PLAN:

HIGH PRIORITY

NURSE REPORT

Date:

NAME:
VS:
DX:
MEDS:

PLAN:

NAME:
VS:
DX:
MEDS:

PLAN:

NAME:
VS:
DX:
MEDS:

PLAN:

NAME:
VS:
DX:
MEDS:

PLAN:

NAME:
VS:
DX:
MEDS:

PLAN:

NAME:
VS:
DX:
MEDS:

PLAN:

NAME:
VS:
DX:
MEDS:

PLAN:

HIGH PRIORITY

NURSE REPORT

Date:

NAME:
VS:
DX:
MEDS:

PLAN:

NAME:
VS:
DX:
MEDS:

PLAN:

NAME:
VS:
DX:
MEDS:

PLAN:

NAME:
VS:
DX:
MEDS:

PLAN:

NAME:
VS:
DX:
MEDS:

PLAN:

NAME:
VS:
DX:
MEDS:

PLAN:

NAME:
VS:
DX:
MEDS:

PLAN:

HIGH PRIORITY

NURSE REPORT

Date:

NAME:
VS:
DX:
MEDS:

PLAN:

NAME:
VS:
DX:
MEDS:

PLAN:

NAME:
VS:
DX:
MEDS:

PLAN:

NAME:
VS:
DX:
MEDS:

PLAN:

NAME:
VS:
DX:
MEDS:

PLAN:

NAME:
VS:
DX:
MEDS:

PLAN:

NAME:
VS:
DX:
MEDS:

PLAN:

HIGH PRIORITY

NURSE REPORT

Date:

NAME:
VS:
DX:
MEDS:

PLAN:

NAME:
VS:
DX:
MEDS:

PLAN:

NAME:
VS:
DX:
MEDS:

PLAN:

NAME:
VS:
DX:
MEDS:

PLAN:

NAME:
VS:
DX:
MEDS:

PLAN:

NAME:
VS:
DX:
MEDS:

PLAN:

NAME:
VS:
DX:
MEDS:

PLAN:

HIGH PRIORITY

NURSE REPORT

Date:

NAME:
VS:
DX:
MEDS:

PLAN:

NAME:
VS:
DX:
MEDS:

PLAN:

NAME:
VS:
DX:
MEDS:

PLAN:

NAME:
VS:
DX:
MEDS:

PLAN:

NAME:
VS:
DX:
MEDS:

PLAN:

NAME:
VS:
DX:
MEDS:

PLAN:

NAME:
VS:
DX:
MEDS:

PLAN:

HIGH PRIORITY

NURSE REPORT

Date:

NAME:
VS:
DX:
MEDS:

PLAN:

NAME:
VS:
DX:
MEDS:

PLAN:

NAME:
VS:
DX:
MEDS:

PLAN:

NAME:
VS:
DX:
MEDS:

PLAN:

NAME:
VS:
DX:
MEDS:

PLAN:

NAME:
VS:
DX:
MEDS:

PLAN:

NAME:
VS:
DX:
MEDS:

PLAN:

HIGH PRIORITY

NURSE REPORT

Date:

NAME:
VS:
DX:
MEDS:

PLAN:

NAME:
VS:
DX:
MEDS:

PLAN:

NAME:
VS:
DX:
MEDS:

PLAN:

NAME:
VS:
DX:
MEDS:

PLAN:

NAME:
VS:
DX:
MEDS:

PLAN:

NAME:
VS:
DX:
MEDS:

PLAN:

NAME:
VS:
DX:
MEDS:

PLAN:

HIGH PRIORITY

NURSE REPORT

Date:

NAME:
VS:
DX:
MEDS:

PLAN:

NAME:
VS:
DX:
MEDS:

PLAN:

NAME:
VS:
DX:
MEDS:

PLAN:

NAME:
VS:
DX:
MEDS:

PLAN:

NAME:
VS:
DX:
MEDS:

PLAN:

NAME:
VS:
DX:
MEDS:

PLAN:

NAME:
VS:
DX:
MEDS:

PLAN:

HIGH PRIORITY

NURSE REPORT

Date:

NAME:
VS:
DX:
MEDS:

PLAN:

NAME:
VS:
DX:
MEDS:

PLAN:

NAME:
VS:
DX:
MEDS:

PLAN:

NAME:
VS:
DX:
MEDS:

PLAN:

NAME:
VS:
DX:
MEDS:

PLAN:

NAME:
VS:
DX:
MEDS:

PLAN:

NAME:
VS:
DX:
MEDS:

PLAN:

HIGH PRIORITY

NURSE REPORT

Date:

NAME:
VS:
DX:
MEDS:

PLAN:

NAME:
VS:
DX:
MEDS:

PLAN:

NAME:
VS:
DX:
MEDS:

PLAN:

NAME:
VS:
DX:
MEDS:

PLAN:

NAME:
VS:
DX:
MEDS:

PLAN:

NAME:
VS:
DX:
MEDS:

PLAN:

NAME:
VS:
DX:
MEDS:

PLAN:

HIGH PRIORITY

NURSE REPORT

Date:

NAME:
VS:
DX:
MEDS:

PLAN:

NAME:
VS:
DX:
MEDS:

PLAN:

NAME:
VS:
DX:
MEDS:

PLAN:

NAME:
VS:
DX:
MEDS:

PLAN:

NAME:
VS:
DX:
MEDS:

PLAN:

NAME:
VS:
DX:
MEDS:

PLAN:

NAME:
VS:
DX:
MEDS:

PLAN:

HIGH PRIORITY

NURSE REPORT

Date:

NAME:
VS:
DX:
MEDS:

PLAN:

NAME:
VS:
DX:
MEDS:

PLAN:

NAME:
VS:
DX:
MEDS:

PLAN:

NAME:
VS:
DX:
MEDS:

PLAN:

NAME:
VS:
DX:
MEDS:

PLAN:

NAME:
VS:
DX:
MEDS:

PLAN:

NAME:
VS:
DX:
MEDS:

PLAN:

HIGH PRIORITY

NURSE REPORT

Date:

NAME:
VS:
DX:
MEDS:

PLAN:

NAME:
VS:
DX:
MEDS:

PLAN:

NAME:
VS:
DX:
MEDS:

PLAN:

NAME:
VS:
DX:
MEDS:

PLAN:

NAME:
VS:
DX:
MEDS:

PLAN:

NAME:
VS:
DX:
MEDS:

PLAN:

NAME:
VS:
DX:
MEDS:

PLAN:

HIGH PRIORITY

NURSE REPORT

Date:

NAME:
VS:
DX:
MEDS:

PLAN:

NAME:
VS:
DX:
MEDS:

PLAN:

NAME:
VS:
DX:
MEDS:

PLAN:

NAME:
VS:
DX:
MEDS:

PLAN:

NAME:
VS:
DX:
MEDS:

PLAN:

NAME:
VS:
DX:
MEDS:

PLAN:

NAME:
VS:
DX:
MEDS:

PLAN:

HIGH PRIORITY

NURSE REPORT

Date:

NAME:

VS:

DX:

MEDS:

PLAN:

NAME:

VS:

DX:

MEDS:

PLAN:

NAME:

VS:

DX:

MEDS:

PLAN:

NAME:

VS:

DX:

MEDS:

PLAN:

NAME:

VS:

DX:

MEDS:

PLAN:

NAME:

VS:

DX:

MEDS:

PLAN:

NAME:

VS:

DX:

MEDS:

PLAN:

HIGH PRIORITY

NURSE REPORT

Date:

NAME:
VS:
DX:
MEDS:

PLAN:

NAME:
VS:
DX:
MEDS:

PLAN:

NAME:
VS:
DX:
MEDS:

PLAN:

NAME:
VS:
DX:
MEDS:

PLAN:

NAME:
VS:
DX:
MEDS:

PLAN:

NAME:
VS:
DX:
MEDS:

PLAN:

NAME:
VS:
DX:
MEDS:

PLAN:

HIGH PRIORITY

NURSE REPORT

Date:

NAME:
VS:
DX:
MEDS:

PLAN:

NAME:
VS:
DX:
MEDS:

PLAN:

NAME:
VS:
DX:
MEDS:

PLAN:

NAME:
VS:
DX:
MEDS:

PLAN:

NAME:
VS:
DX:
MEDS:

PLAN:

NAME:
VS:
DX:
MEDS:

PLAN:

NAME:
VS:
DX:
MEDS:

PLAN:

HIGH PRIORITY

NURSE REPORT

Date:

NAME:
VS:
DX:
MEDS:

PLAN:

NAME:
VS:
DX:
MEDS:

PLAN:

NAME:
VS:
DX:
MEDS:

PLAN:

NAME:
VS:
DX:
MEDS:

PLAN:

NAME:
VS:
DX:
MEDS:

PLAN:

NAME:
VS:
DX:
MEDS:

PLAN:

NAME:
VS:
DX:
MEDS:

PLAN:

HIGH PRIORITY

NURSE REPORT

Date:

NAME:
VS:
DX:
MEDS:

PLAN:

NAME:
VS:
DX:
MEDS:

PLAN:

NAME:
VS:
DX:
MEDS:

PLAN:

NAME:
VS:
DX:
MEDS:

PLAN:

NAME:
VS:
DX:
MEDS:

PLAN:

NAME:
VS:
DX:
MEDS:

PLAN:

NAME:
VS:
DX:
MEDS:

PLAN:

HIGH PRIORITY

NURSE REPORT

Date:

NAME:
VS:
DX:
MEDS:

PLAN:

NAME:
VS:
DX:
MEDS:

PLAN:

NAME:
VS:
DX:
MEDS:

PLAN:

NAME:
VS:
DX:
MEDS:

PLAN:

NAME:
VS:
DX:
MEDS:

PLAN:

NAME:
VS:
DX:
MEDS:

PLAN:

NAME:
VS:
DX:
MEDS:

PLAN:

HIGH PRIORITY

NURSE REPORT

Date:

NAME:
VS:
DX:
MEDS:

PLAN:

NAME:
VS:
DX:
MEDS:

PLAN:

NAME:
VS:
DX:
MEDS:

PLAN:

NAME:
VS:
DX:
MEDS:

PLAN:

NAME:
VS:
DX:
MEDS:

PLAN:

NAME:
VS:
DX:
MEDS:

PLAN:

NAME:
VS:
DX:
MEDS:

PLAN:

HIGH PRIORITY

NURSE REPORT

Date:

NAME:
VS:
DX:
MEDS:

PLAN:

NAME:
VS:
DX:
MEDS:

PLAN:

NAME:
VS:
DX:
MEDS:

PLAN:

NAME:
VS:
DX:
MEDS:

PLAN:

NAME:
VS:
DX:
MEDS:

PLAN:

NAME:
VS:
DX:
MEDS:

PLAN:

NAME:
VS:
DX:
MEDS:

PLAN:

HIGH PRIORITY

NURSE REPORT

Date:

NAME:
VS:
DX:
MEDS:

PLAN:

NAME:
VS:
DX:
MEDS:

PLAN:

NAME:
VS:
DX:
MEDS:

PLAN:

NAME:
VS:
DX:
MEDS:

PLAN:

NAME:
VS:
DX:
MEDS:

PLAN:

NAME:
VS:
DX:
MEDS:

PLAN:

NAME:
VS:
DX:
MEDS:

PLAN:

HIGH PRIORITY

NURSE REPORT

Date:

NAME:
VS:
DX:
MEDS:

PLAN:

NAME:
VS:
DX:
MEDS:

PLAN:

NAME:
VS:
DX:
MEDS:

PLAN:

NAME:
VS:
DX:
MEDS:

PLAN:

NAME:
VS:
DX:
MEDS:

PLAN:

NAME:
VS:
DX:
MEDS:

PLAN:

NAME:
VS:
DX:
MEDS:

PLAN:

HIGH PRIORITY

NURSE REPORT

Date:

NAME:
VS:
DX:
MEDS:

PLAN:

NAME:
VS:
DX:
MEDS:

PLAN:

NAME:
VS:
DX:
MEDS:

PLAN:

NAME:
VS:
DX:
MEDS:

PLAN:

NAME:
VS:
DX:
MEDS:

PLAN:

NAME:
VS:
DX:
MEDS:

PLAN:

NAME:
VS:
DX:
MEDS:

PLAN:

HIGH PRIORITY

NURSE REPORT

Date:

NAME:
VS:
DX:
MEDS:

PLAN:

NAME:
VS:
DX:
MEDS:

PLAN:

NAME:
VS:
DX:
MEDS:

PLAN:

NAME:
VS:
DX:
MEDS:

PLAN:

NAME:
VS:
DX:
MEDS:

PLAN:

NAME:
VS:
DX:
MEDS:

PLAN:

NAME:
VS:
DX:
MEDS:

PLAN:

HIGH PRIORITY

NURSE REPORT

Date:

NAME:
VS:
DX:
MEDS:

PLAN:

NAME:
VS:
DX:
MEDS:

PLAN:

NAME:
VS:
DX:
MEDS:

PLAN:

NAME:
VS:
DX:
MEDS:

PLAN:

NAME:
VS:
DX:
MEDS:

PLAN:

NAME:
VS:
DX:
MEDS:

PLAN:

NAME:
VS:
DX:
MEDS:

PLAN:

HIGH PRIORITY

NURSE REPORT

Date:

NAME:
VS:
DX:
MEDS:

PLAN:

NAME:
VS:
DX:
MEDS:

PLAN:

NAME:
VS:
DX:
MEDS:

PLAN:

NAME:
VS:
DX:
MEDS:

PLAN:

NAME:
VS:
DX:
MEDS:

PLAN:

NAME:
VS:
DX:
MEDS:

PLAN:

NAME:
VS:
DX:
MEDS:

PLAN:

HIGH PRIORITY

NURSE REPORT

Date:

NAME:
VS:
DX:
MEDS:

PLAN:

NAME:
VS:
DX:
MEDS:

PLAN:

NAME:
VS:
DX:
MEDS:

PLAN:

NAME:
VS:
DX:
MEDS:

PLAN:

NAME:
VS:
DX:
MEDS:

PLAN:

NAME:
VS:
DX:
MEDS:

PLAN:

NAME:
VS:
DX:
MEDS:

PLAN:

HIGH PRIORITY

NURSE REPORT

Date:

NAME:
VS:
DX:
MEDS:
PLAN:

NAME:
VS:
DX:
MEDS:
PLAN:

NAME:
VS:
DX:
MEDS:
PLAN:

NAME:
VS:
DX:
MEDS:
PLAN:

NAME:
VS:
DX:
MEDS:
PLAN:

NAME:
VS:
DX:
MEDS:
PLAN:

NAME:
VS:
DX:
MEDS:
PLAN:

HIGH PRIORITY

NURSE REPORT

Date:

NAME:
VS:
DX:
MEDS:

PLAN:

NAME:
VS:
DX:
MEDS:

PLAN:

NAME:
VS:
DX:
MEDS:

PLAN:

NAME:
VS:
DX:
MEDS:

PLAN:

NAME:
VS:
DX:
MEDS:

PLAN:

NAME:
VS:
DX:
MEDS:

PLAN:

NAME:
VS:
DX:
MEDS:

PLAN:

HIGH PRIORITY

NURSE REPORT

Date:

NAME:
VS:
DX:
MEDS:

PLAN:

NAME:
VS:
DX:
MEDS:

PLAN:

NAME:
VS:
DX:
MEDS:

PLAN:

NAME:
VS:
DX:
MEDS:

PLAN:

NAME:
VS:
DX:
MEDS:

PLAN:

NAME:
VS:
DX:
MEDS:

PLAN:

NAME:
VS:
DX:
MEDS:

PLAN:

HIGH PRIORITY

NURSE REPORT

Date:

NAME:
VS:
DX:
MEDS:

PLAN:

NAME:
VS:
DX:
MEDS:

PLAN:

NAME:
VS:
DX:
MEDS:

PLAN:

NAME:
VS:
DX:
MEDS:

PLAN:

NAME:
VS:
DX:
MEDS:

PLAN:

NAME:
VS:
DX:
MEDS:

PLAN:

NAME:
VS:
DX:
MEDS:

PLAN:

HIGH PRIORITY

NURSE REPORT

Date:

NAME:
VS:
DX:
MEDS:

PLAN:

NAME:
VS:
DX:
MEDS:

PLAN:

NAME:
VS:
DX:
MEDS:

PLAN:

NAME:
VS:
DX:
MEDS:

PLAN:

NAME:
VS:
DX:
MEDS:

PLAN:

NAME:
VS:
DX:
MEDS:

PLAN:

NAME:
VS:
DX:
MEDS:

PLAN:

HIGH PRIORITY

NURSE REPORT

Date:

NAME:
VS:
DX:
MEDS:

PLAN:

NAME:
VS:
DX:
MEDS:

PLAN:

NAME:
VS:
DX:
MEDS:

PLAN:

NAME:
VS:
DX:
MEDS:

PLAN:

NAME:
VS:
DX:
MEDS:

PLAN:

NAME:
VS:
DX:
MEDS:

PLAN:

NAME:
VS:
DX:
MEDS:

PLAN:

HIGH PRIORITY

NURSE REPORT

Date:

NAME:
VS:
DX:
MEDS:

PLAN:

NAME:
VS:
DX:
MEDS:

PLAN:

NAME:
VS:
DX:
MEDS:

PLAN:

NAME:
VS:
DX:
MEDS:

PLAN:

NAME:
VS:
DX:
MEDS:

PLAN:

NAME:
VS:
DX:
MEDS:

PLAN:

NAME:
VS:
DX:
MEDS:

PLAN:

HIGH PRIORITY

NURSE REPORT

Date:

NAME:
VS:
DX:
MEDS:

PLAN:

NAME:
VS:
DX:
MEDS:

PLAN:

NAME:
VS:
DX:
MEDS:

PLAN:

NAME:
VS:
DX:
MEDS:

PLAN:

NAME:
VS:
DX:
MEDS:

PLAN:

NAME:
VS:
DX:
MEDS:

PLAN:

NAME:
VS:
DX:
MEDS:

PLAN:

HIGH PRIORITY

NURSE REPORT

Date:

NAME:

VS:

DX:

MEDS:

PLAN:

NAME:

VS:

DX:

MEDS:

PLAN:

NAME:

VS:

DX:

MEDS:

PLAN:

NAME:

VS:

DX:

MEDS:

PLAN:

NAME:

VS:

DX:

MEDS:

PLAN:

NAME:

VS:

DX:

MEDS:

PLAN:

NAME:

VS:

DX:

MEDS:

PLAN:

HIGH PRIORITY

NURSE REPORT

Date:

NAME:
VS:
DX:
MEDS:

PLAN:

NAME:
VS:
DX:
MEDS:

PLAN:

NAME:
VS:
DX:
MEDS:

PLAN:

NAME:
VS:
DX:
MEDS:

PLAN:

NAME:
VS:
DX:
MEDS:

PLAN:

NAME:
VS:
DX:
MEDS:

PLAN:

NAME:
VS:
DX:
MEDS:

PLAN:

HIGH PRIORITY

NURSE REPORT

Date:

NAME:
VS:
DX:
MEDS:

PLAN:

NAME:
VS:
DX:
MEDS:

PLAN:

NAME:
VS:
DX:
MEDS:

PLAN:

NAME:
VS:
DX:
MEDS:

PLAN:

NAME:
VS:
DX:
MEDS:

PLAN:

NAME:
VS:
DX:
MEDS:

PLAN:

NAME:
VS:
DX:
MEDS:

PLAN:

HIGH PRIORITY

NURSE REPORT

Date:

NAME:
VS:
DX:
MEDS:

PLAN:

NAME:
VS:
DX:
MEDS:

PLAN:

NAME:
VS:
DX:
MEDS:

PLAN:

NAME:
VS:
DX:
MEDS:

PLAN:

NAME:
VS:
DX:
MEDS:

PLAN:

NAME:
VS:
DX:
MEDS:

PLAN:

NAME:
VS:
DX:
MEDS:

PLAN:

HIGH PRIORITY

NURSE REPORT

Date:

NAME:
VS:
DX:
MEDS:

PLAN:

NAME:
VS:
DX:
MEDS:

PLAN:

NAME:
VS:
DX:
MEDS:

PLAN:

NAME:
VS:
DX:
MEDS:

PLAN:

NAME:
VS:
DX:
MEDS:

PLAN:

NAME:
VS:
DX:
MEDS:

PLAN:

NAME:
VS:
DX:
MEDS:

PLAN:

HIGH PRIORITY